BEI GRIN MACHT SICH IHR
WISSEN BEZAHLT

AF166861

- Wir veröffentlichen Ihre Hausarbeit,
  Bachelor- und Masterarbeit

- Ihr eigenes eBook und Buch -
  weltweit in allen wichtigen Shops

- Verdienen Sie an jedem Verkauf

Jetzt bei www.GRIN.com hochladen und kostenlos publizieren

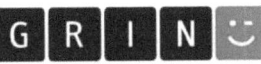

Aggressionsmanagement in der Akutpsychiatrie

Petra Schindler-Torlutter

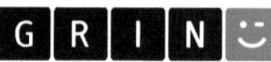

Bibliografische Information der Deutschen Nationalbibliothek:

Die Deutsche Nationalbibliothek verzeichnet diese Publikation in der Deutschen Nationalbibliografie; detaillierte bibliografische Daten sind im Internet über http://dnb.d-nb.de abrufbar.

ISBN: 9783346339881
Dieses Buch ist auch als E-Book erhältlich.

© GRIN Publishing GmbH
Nymphenburger Straße 86
80636 München

Alle Rechte vorbehalten

Druck und Bindung: Books on Demand GmbH, Norderstedt Germany
Gedruckt auf säurefreiem Papier aus verantwortungsvollen Quellen

Das vorliegende Werk wurde sorgfältig erarbeitet. Dennoch übernehmen Autoren und Verlag für die Richtigkeit von Angaben, Hinweisen, Links und Ratschlägen sowie eventuelle Druckfehler keine Haftung.

Das Buch bei GRIN: https://www.grin.com/document/983789

WEITERBILDUNGSSTÄTTE DES BEZIRKSKRANKENHAUS BAYREUTH

2017

Weiterbildung zur Fachgesundheits- und Krankenpflege für Psychiatrie, Psychosomatik

und Psychotherapie Kurs 13

Aggressionsmanagement in der

Akutpsychiatrie

PETRA SCHINDLER

ABGABEDATUM: 16.10.2017

Inhaltsverzeichnis

1. Einleitung

In Deutschland gibt es 409 Fachabteilungen für Psychiatrie und Psychotherapie. Die Fallzahlen belaufen sich im Jahr 2015 auf 835.298 Behandlungen. Die Behandlungstage liegen bei durchschnittlich 22,7 Tagen und die Bettenauslastung liegt bei 93,6% (Bundesamt für Statistik, 2015).

Das Gewaltrisiko ist bei psychisch Kranken deutlich erhöht. Es gibt dabei aber kaum Unterschiede zwischen den einzelnen Störungen. Auch depressive Menschen haben ein erhöhtes Risiko zur Gewaltbereitschaft. Das höchste Risiko geht aber dennoch von Menschen mit Doppeldiagnosen aus. Dabei darf man nicht vergessen, dass die Gewaltkriminalität bei psychisch Kranken meist nicht richtig einzuschätzen ist, da viele Vorfälle nicht zur Anzeige gebracht werden. Das Verhalten wird oft als krankheitsbedingt angesehen. Allgemein hängt das Risiko jedoch stark von der Behandlungsbereitschaft, der Krankheitseinsicht, der Persönlichkeit und den Lebensumständen ab (Steinert, 2008, S. 16).

Bei ca. 7% der behandelten Patienten in psychiatrischen Einrichtungen kommt es zu aggressiven Verhaltensweisen, egal in welcher Form. Zu tätlichen Aggressionen gegenüber Mitarbeitern kommt es bei 2% aller behandelten Patienten. Das größte Risiko für Übergriffe besteht am Aufnahmetag, sowie in den ersten Tagen der Behandlung, danach sinkt das Risiko. Weder das Geschlecht, das Alter noch die Erkrankung geben eindeutig Aussagen darüber von welchen Patienten die meiste Gefahr ausgeht. Ein erhöhtes Risiko geht dennoch deutlich von zwangseingewiesen Patienten aus. Des Weiteren ist das Risiko bei Patienten deutlich erhöht, die schon in der Vorgeschichte Aggressionen zeigten (Steinert, 2008, S. 22-24).

Im Vergleich zu anderen Fachabteilungen ist das Risiko mit Aggressionsereignissen konfrontiert zu werden in der Psychiatrie 14-mal höher (Gernot Walter, 2012, S. 48).

1.1 Problembeschreibung

Aggressionen und Gewalt tragen dazu bei, dass das Gesundheitswesen ein schwieriges Berufsfeld ist. Sie wirken sich nicht nur auf die Beziehung zwischen Mitarbeiter und Organisation aus, sondern haben auch einen wesentlichen Einfluss auf die Beziehung zwischen Mitarbeiter und Patient. Grundvoraussetzung für qualitativ hochwertige Arbeit ist eine sichere Arbeitsumgebung. Doch leider lassen sich Aggressive Übergriffe nicht immer vermeiden. Diese kann man aber durch präventive Verhaltensweisen frühzeitig erkennen und abfangen. Daher ist eine genaue Situations- und Problemanalyse nötig sowie die Implementierung von neuen Handlungsansätzen (vgl. Gernot Walter, 2012, S. 43).

1.2 Fragestellung

„ Wie können psychiatrisch Pflegende in Deutschland auf Akut psychiatrischen Stationen Konflikte zwischen Patient und Personal vermeiden? „

2. Begriffsklärung

Zu Beginn der Arbeit sollen wichtige Begriffe geklärt werden, diese tauchten in der Literatur immer wieder auf.

Aggression:

Neigung zu schneller heftiger Reaktion die im engeren Sinn Angriffsbereitschaft, Angriffsbedürfnis, feindseliges Verhalten beinhalten (Schädle-Deininger, 2010, S. 123).

Gewalt:

Anwendung von physischem und psychischem Zwang, umfasst rohe gegen Sitten und Recht verstoßende Einwirkungen gegen Personen (Schädle-Deininger, 2010, S. 123).

Krise:

Die Krankheitssymptome ändern sich ins positive oder negative, zuvor geht ein emotionaler Zustand voraus der prägend ist (A. Dröber, 2004, S. 608).

Krisenintervention:

Psychiatrische Behandlung zur Unterstützung bei der Wiederherstellung eines gleichen oder besseren Gesundheitslevels (A. Dröber, 2004, S. 608).

Zwangsmaßmaßnahmen:

Die Ausübung von freiheitsentziehenden Maßnahmen und/oder die Vergabe von Medikamenten unter unmittelbaren physischen Zwang (Martin Zinkler, 2016, S. 73).

Deeskalation:

Dies sind die Beruhigung und das Verstehen der aggressiven Person. Die Zielsetzung ist dabei die normale Kommunikation wieder herzustellen und die Vermeidung einer Eskalation (Gernot Walter, 2012, S. 149).

Fixierung:

Eine Fixierung wird mit mechanischen Hilfsmitteln an weitestgehend stabilen oder unbeweglichen Objekten durchgeführt, z.B. am Krankenbett. Dabei wird der Patient durch mechanische Hilfsmittel immobil gemacht. Diese dient dazu, einen Patienten Bewegungsunfähig zu machen bzw. die Bewegungsfähigkeit deutlich einzuschränken. In der Regel wird diese durch eine 5-Punkt-Fixierung durchgeführt (alle vier Extremitäten und Bauchgurt) (Gernot Walter, 2012, S. 209).

Festhalten:

Das Festhalten wird häufig nicht als Zwangsmaßnahme wahrgenommen. Dies bedeutet das Überwältigen und Halten eines Patienten (Gernot Walter, 2012, S. 209).

Isolierung:

Der Patient wird gegen seinen Willen in einen Raum oder Bereich gebracht den er alleine nicht verlassen kann. Wenn der Patient sein Einverständnis gibt und mit diesen Absprachen getroffen wird, ist dies keine Isolierung (Gernot Walter, 2012, S. 210).

3. Methodik, Forschungstagebuch

Im Rahmen dieser Facharbeit wurde das Wort Aggression beleuchtet, dabei wurden mehrere Quellen gefunden. Weiter wurde konkret nach Aggressionen in der Pflege gesucht. Dabei wurden verschiedene Bücher des Psychiatrie Verlags betrachtet, wobei sich 9 Bücher als positiv erwiesen. In den einzelnen Büchern wurde nach den

Worten, Konflikt, Krisen, Aggressionen, Sicherheit, Modell und Zwangsmaßnahmen gesucht. Die Ergebnisse wurden gefiltert und miteinander verglichen.

Für die Arbeit wurden 9 Quellen benutzt, dabei wurde überwiegend Grundlagen Literatur verwendet. Außerdem erwiesen sich 2 Internetseiten als gute Quellen.

4. Theorien und Modelle für Aggressionen und Gewalt

Es gibt verschiedene Modelle und Theorien in Bezug auf Aggressionsentstehung.

Die Endogene Aggressionstheorie von Lorenz sagt, dass Aggressionen aus einem angeborenen Aggressionsinstinkt hervorgehen. Dieses soll zur Verteidigung des unmittelbaren Umfelds dienen. Dieses Modell liefert aber keine Anhaltspunkte für das pflegerische Handeln.

Die Psychoanalytische Theorie nach Freud sagt aus, dass der Mensch zwei Triebe hat, zwar den Widerstreit zwischen dem Lebenstrieb (Eros) und dem Todestrieb (Thanatos). Daher ist aggressives Verhalten ein sozialpsychologisches Phänomen mit prägendem Einfluss von früher Kindheit zu sehen. Aus pflegerischer Sicht gesehen gibt dies nur eine Erklärung für Aggressives Verhalten.

Die Frustrations-Aggressions-Hypothese von Dolard und Miller sagt aus, dass jeder Aggression eine Frustration zu Grunde liegen muss. Aus pflegerischer Sicht gibt dies eine Erklärung und Ansätze für das Handeln, da die Frustrationstoleranz bei psychisch Kranken Menschen gesenkt ist.

Das Lerntheoretische Aggressionsmodell nach Bandura sagt aus, dass aggressives Verhalten durch Lernen erworben wird. Vor allem wird dies durch Beobachtung und dem gewünschten Erfolg von aggressiven Verhalten beeinflusst. Dies bedeutet für Pflegende, dass die verhaltenstherapeutische und pädagogische Arbeit eine wichtige Basis ist.

Das Sozialtheoretische Aggressionsmodel sagt aus, dass die Entstehung von Aggressionen im sozialen Kontext steht z.B. durch Überbevölkerung. In diesem Modell spielt der Ort des pflegerischen Handelns eine wichtige Rolle (Schädle-Deininger, 2010, S. 124).

4.1 Formen von Aggressionen

Es gibt verschiedene Arten von Aggressionen. In der Aggressionswahrnehmungskala, POPAS werden diese benannt. Diese Skala wird in der Wissenschaft als Erhebungsinstrument akzeptiert. Die Aggressionsarten werden von schwach bis schwer gestaffelt.

Es fängt mit schwach als verbale Übergriffe ohne klare Drohung (Patienten, die schreien, fluchen) an. Danach kommen verbale Übergriffe mit klarer Drohung (es wird eindeutig verbal mit Gewalt gedroht). Demütigendes aggressives Verhalten (abwertende Bemerkungen und Gesten machen) ist die Stufe 3. Herausfordernde aggressive Verhaltensweisen, wie z.B. provozierendes Verhalten ist die nächste Stufe. Weiter geht die Skala mit passiven aggressiven Verhaltensweisen (störende und blockierende Verhaltensweise, vordergründig kooperativ). Die aggressive Verhaltensweise wird auch noch mal in spaltende aggressive Verhaltensweise unterteilt (manipulatives Verhalten). Übergriffige Verhaltensweisen werden gestaffelt in: bedrohliche körperliche Verhaltensweise (Gegenstände werfen), zerstörerische aggressive Verhaltensweise (Gegenstände zerstören), mäßige körperliche Gewalt (treten, schlagen), schwere körperliche Gewalt (Angriffe die schwere Verletzungen zur Folge haben). Weiter wird auch unterschieden, wie stark die Aggressionen gegen sich selbst gerichtet werde: mäßige, gegen sich selbst gerichtete Gewalt (sich selbst kratzen, beißen), Schwere, gegen sich selbst gerichtete Gewalt (tiefe Schnittwunden, Verbrennungen), Versuchter Suizid (Handlungen die nicht zum Tod führen), Vollendeter Suizid. Zuletzt wird in der Skala die sexuellen Übergriffe beschrieben. Diese sind, Sexuelle Einschüchterung/Belästigung (obszöne Gesten), sexuelle Übergriffe/Vergewaltigung (Gernot Walter, 2012, S. 45).

4.2 Phasen der Aggressionsentstehung

Leadbetter und Paterson konzipierten, als Prozessmodell der Deeskalation, das 7-Phasen-Modell. Dies ist Grundlage für das 9-Phasen-Modell. Dieses Modell soll den typischen Verlauf einer Aggressionssituation aufzeigen.

In der Phase Ox, auch relativ normale Phase genannt, zeigt der Patient sein eigentlich normales Verhalten. Dies gibt den Mitarbeitern Ausschluss darüber, wie sich der Patient üblicherweise Verhält. Die Phase 1 ist die Auslösephase, in dieser

Phase zeigt der Patient Züge, die vom normalen Verhalten abweichen. Der Patient wirkt angespannter. In dieser Phase ist der verbale Austausch noch gut möglich.

DIe Phase 2, erste Übergangsphase genannt, führt praktisch direkt zum aggressiven Verhalten. Der Patient spürt in seinem Handeln selbst zunehmende Aggressionen. Anfangs zieht sich der Patient noch stärker zurück, um dann seinen Emotionen nachdrücklicher freien Lauf zu lassen. In dieser Phase werden verbale Kommunikationsversuche oft missverstanden.

Phase 3 ist die sogenannte Krisenphase. In dieser Phase wird der Ärger vornehmlich gegen die unmittelbare Umgebung abgesetzt. Die Problemlösefähigkeit ist deutlich herabgesetzt, sowie die Aufmerksamkeit- und Konzentrationsfähigkeit. Das Aggressive Verhalten verdichtet sich und kann schnell zu aggressiven Übergriffen führen.

Die destruktive Phase ist die Phase 4. In dieser Phase ist von leichter bis schwerer körperlicher Gewalt die Rede, der Patient verliert immer mehr die Selbstkontrolle. In der Wiederherstellungs- oder Abkühlungsphase (Phase 5) klingt das aggressive Verhalten immer mehr ab. Es bleibt aber weiterhin bestimmend, da die Situation nachempfunden wird. Die Mitverantwortung an der Situation wird vom Patienten noch nicht erkannt und geleugnet.

Die Phase 6 ist erneut die Übergangsphase, aber nun absteigend. In dieser Phase ist der Patient für Gespräche und eine eventuelle Behandlung zugänglich. Es geht keine Gefahr mehr von ihm aus. In dieser Phase benötigt der Patienten, aber dennoch eine klare Kommunikation mit kurzen Sätzen.

Die Auflösungsphase (Phase 7) bedeutet, dass die Erregung und Anspannung soweit abgebaut ist, dass ein ausführlicher verbaler Austausch möglich ist. In dieser Phase verspürt der Pat. auch das erste Mal Reue und Schuldgefühle. Manchmal kann es beim Patient zu depressiver Verstimmtheit kommen, weshalb die Situation am besten nachbesprochen wird.

Nach der Phase 7 beginnt es erneut mit der Phase Ox+1. Der Unterschied ist dabei nur, dass der Patient die Erfahrung mit dem Aggressionsereignis gemacht hat und künftig ggf. sein Verhalten in der Situation ändert. (Gernot Walter, 2012, S. 110-114)

Die Phaseneinteilung kann auch wie folgt sein:

Phase 1 Auslösendes Ereignis. Auch dort Zeigt der Patient an, dass er sich von seiner eigentlichen Handlungsweise wegbewegt und zeigt Veränderungen in seinem verbalen und nonverbalen Verhalten. Er fühlt sich in seinem Wohlbefinden ernsthaft bedroht. In der Phase 2 der Eskalation kommt es vom Patienten zu direkt gewaltsameren Verhalten, er zeigt seine Aggressionen offen. Phase 3 ist die Krise. Das Verhalten des Patienten zeigt sich in einer oder mehreren aggressiven Handlungen, welche mit Angriffen enden. In der Entspannung, auch Phase 4 genannt, entspannt sich der Patient immer mehr, er kehrt langsam zu seinem Grundverhalten zurück. In der Phase 5, auch Nach-Krisen-Depression genannt, zeigt der Patient Reue. Er schämt sich für sein Verhalten (Uwe Schirmer, 2012, S. 58-61).

4.3 Gewaltbegünstigende Faktoren bei psychisch kranken Menschen

Psychisch Kranke Menschen haben mehr Angst wie Menschen, die nicht erkrankt sind. Weiter ist ein großes Defizit der kognitiven Störung vorhanden, d.h. sie haben Probleme soziale Distanz richtig einzuschätzen oder Gesichtszüge zu erkennen. Ein weiterer Risikofaktor ist die veränderte Wahrnehmung, vor allem wenn diese durch Halluzinationen beeinträchtigt ist. Die schnelle Überforderung und Verletzlichkeit sind weitere Risikofaktoren. Die Einnahme von Alkohol, Medikamenten und Drogen begünstigen die Entstehung von Aggressionen außerdem.

Menschliche Unzulänglichkeiten oder Ungenauigkeit begünstigen die angespannte Situation, z.B. ein Patienten. wird mehrmals auf ein heikles Thema angesprochen, Ausgang oder ähnliches wird verwehrt (Hilde Schädle-Deininger, 1997, S. 259).

Aber auch die institutionelle Gewalt spielt dabei eine Rolle. Darunter fällt unter anderem die Zwangseinweisung, Gerichtliche Unterbringungen sowie Zwangsmaßnahmen und andere freiheitsentziehende Maßnahmen (Uwe Schirmer, 2012, S. 19).

5. Die Rolle von Zwangsmaßnahmen in Bezug auf die Entstehung von Aggressionen

Die Zusammenhänge zwischen Zwang und Aggressionen sind komplex. Oft folgen Zwangsmaßnahmen auf aggressives Verhalten. Hauptsächlich wird Zwang in der Psychiatrie aber zum Selbstschutz der Patienten ausgeführt.

Es gibt verschiedene Möglichkeiten zur Ausübung von Zwang in der Psychiatrie. Diese sind Zwangseinweisungen, Medikamentöse Zwangshandlung, Isolierung und Fixierung. Diese Maßnahmen unterliegen strengen rechtlichen Auflagen. Zu beachten bei der Ausführung und Durchführung von Zwangsmaßnahmen sind immer die rechtlichen Grundlagen, welche der Maßnahme zu Grunde liegen. Diese sind immer zu überprüfen. Zwangsmaßnahmen unterliegen immer der Anordnung eines Arztes. Die Dokumentation ist auf standardisierten Dokumenten durchzuführen, da eine rechtliche Relevanz der Überprüfbarkeit gegeben ist. Intern geben in Kliniken Standards und Leitlinienwichtige Aspekte für Zwangsmaßnahmen. Diese sollten unter anderem Überwachungshäufigkeit, Überprüfungsintervall und technische Ausführungsbestimmungen regeln (Steinert, 2008, S. 104).

5.1 Rechtliche Grundlagen einer Zwangsbehandlung

Die Einweisung nach Betreuungsrecht kann nur durchgeführt werden zum Wohle des Patienten und wenn für diesen eine Selbstgefährdung besteht. Diese Unterbringung ist bundeseinheitlich geregelt (Gernot Walter, 2012, S. 220).

Die Zwangsbehandlung, durch die Einwilligung des Betreuers, unterliegt 3 grundlegenden Voraussetzungen, nur dann kann dieser die Zwangsmedikation beantragen. Der Patient kann durch seine Erkrankung die Notwendigkeit der Behandlung nicht einsehen, es wurde versucht den Betreuten von der Notwendigkeit der Behandlung zu überzeugen und die Maßnahme ist erforderlichen um gesundheitlichen Schaden abzuwenden (Martin Zinkler, 2016, S. 101).

Bei akuter Fremdgefährdung ist eine notfallmäßige Behandlung auch ohne eine Grundlage nach §§34,35 StGB als rechtfertigender Notstand zulässig. Hierbei muss aber der Rahmen der Verhältnismäßigkeit beachtet werden (Gernot Walter, 2012, S. 220).

Zwangsmaßnahmen sind in den landeseigenen Unterbringungsgesetzen bzw. PsychKGs geregelt, daher gibt es von Bundesland zu Bundesland Unterschiede. Für die Abwehr von Fremdgefährdung dürfen Zwangsmaßnahmen nur in psychiatrischen Kliniken durchgeführt werden, außerhalb gibt es dafür keine Rechtsgrundlage. Eine Genehmigung einer Unterbringung in der Psychiatrie ist noch lange nicht die Genehmigung zur Behandlung (Steinert, 2008, S. 114).

5.2 Medikamentöse Zwangsmaßnahmen

Akute, mit Gewalttätigkeit einhergehende, Erregung ist ein psychiatrischer Notfall. In solchen Fällen können Medikamente gegen den Willen des Patienten verabreicht werden. Diese werden dann intramuskulär oder intravenös verbracht. Dazu werden beruhigende Medikamente wie Benzodiazepine oder Neuroleptika verwendet. Zwangsmedikation kann aber auch durch einen Gerichtsbeschluss erfolgen, der die Behandlungsnotwenigkeit bestätigt. Hier kann die Zwangsmedikation auch erfolgen, wenn der Patient nicht erregt oder aggressiv ist.

Für Patienten wird eine Zwangsmedikation meistens als demütigend und nicht gerecht erlebt (Steinert, 2008, S. 106).

Die Zwangsmedikation muss immer von einem Arzt angeordnet werden. Um dem Patienten die Entscheidung zu ermöglichen sollte neben der intramuskulären Medikation auch orale Medikation angeordnet sein (Uwe Schirmer, 2012, S. 83).

5.3 Fixierungen und Isolierungen

In Deutschland werden fünf bis zehn Prozent der behandelnden Patienten mindestens einmal während ihres Aufenthalts fixiert oder isoliert (Steinert, 2008, S. 108).

Isolierung ist eine Maßnahme, die in Deutschland wenig in Gebrauch ist. Bei einer Isolierung wird ein Patient in einem leeren Raum, nur mit Bett und etwas zu trinken, untergebracht. Die Überwachung erfolgt über ein Sichtfenster oder eine Kamera. Dabei ist eine engmaschige Überwachung notwendig. Eine Isolierung wird meist als weniger belastend empfunden (Steinert, 2008, S. 107) .

Um mögliche Strangulationen oder Selbstverletzungen zu vermeiden ist es oft nötig den Patienten gewisse Kleidungsstücke und Schmuckstücke zu verwehren (Steinert, 2008, S. 116).

Ein Isolierzimmer sollte bestimmte Gegebenheiten aufweisen. Die Wände sollten in hellen, abwaschbaren Farben gestrichen werden. Der Raum solle weder über Steckdose noch über Lichtschalter verfügen, die Notrufklingelknöpfe sollten in der Wand versenkt sein. Dem Patienten sollten so wenige Sachen wie möglich ausgehändigt werden, es sollte auf Bruchsicheres Material geachtet werden. Auf Bettbezüge und Kissenbezüge sollte wegen der Strangulationsgefahr verzichtet werden. Heizkörper sollten verbaut sein und eine Sicht durch das Fenster von außen nach innen sollte nicht möglich sein (Uwe Schirmer, 2012, S. 82).

Eine Fixierung ist ein extrem einschneidendes Erlebnis. In Deutschland dauern Fixierungen im Schnitt zehn Stunden. Die Fixierung wird mit ausschließlich breiten Gurten aus Textilmaterial durchgeführt. Normalerweise wird eine 5-Punkt-Fixierung durchgeführt. Dies kann aber bis zu einer 11-Punkt-Fixierung ausgeweitet werden. Eine unmittelbare und kontinuierliche Überwachung ist erforderlich (Steinert, 2008, S. 108).

5.4 Vergleiche zu anderen Ländern

Deutschland ist eines der wenigen Länder die Fixierungen durchführen. In der Schweiz wird in vielen Kliniken nur Isolierungen durchgeführt und auf Fixierungen komplett verzichtet. Anstatt Fixierungen werden in Österreich, Tschechien, Slowakei und Slowenien Netzbetten bevorzugt. Diese sind Metallrahmen, die über ein Bett gestellt werden. Dies erlaubt dem Patienten mehr Bewegungsfreiheit.

In Dänemark sind Isolierungen gesetzlich verboten, allgemein wird in den skandinavischen Ländern mehr Achtung auf verstärkte Überwachung gelegt, wie z.B. 2:1 Behandlungen oder Abschirmung in ruhige Bereiche der Station unter Personalbegleitung.

Eine Fixierung in dem Sinne, wie sie in Deutschland durchgeführt wird, gibt es in Norwegen nicht, dort sind Teilfixierungen in Gebrauch, dies kann z.B. die Fixierung der Hände am Gürtel bei freier Bewegung der Beine bedeuten.

In den Niederlanden ist die zwangsweise Medikamenten vergabe verboten, auch bei forensisch untergebrachten Patienten. Dort dauert die Isolierung oft über mehrere Tage und wird in verschiedenen Stufen durchgeführt.

In England sind Fixierungen gesetzlich verboten, auch Isolierungen werden selten durchgeführt. Dort wird das Festhalten der Patienten bis zur Beruhigung durchgeführt. Das ausgeübte Festhalten dauert in der Regel nur bis zu einer halben Stunde.

Island verzichtet komplett auf Fixierungen und Isolierungen, Dort wird mehr Wert auf intensive Betreuung gelegt (Steinert, 2008, S. 111).

6. Techniken und Strategien zur Vermeidung von Aggressionen und Gewalt

Ein guter Einstieg sind Schulungen für das gesamte Team. Das Schulen einzelner Mitarbeiter und die Erwartung des Schneeballeffekts, dass dieser seine Kenntnisse an andere Mitarbeiter weiter gibt, erhöht wiederrum die Chance auf Fehlerquellen. Deshalb sollte das gesamte Team geschult werden, dies verleiht außerdem ein subjektives Sicherheitsgefühl für die Mitarbeiter. In England wird die Praxis von konsequent besuchten Schulungen schon durchgeführt, denn dort können die Beschäftigen vollständig auf Fixierungen verzichten, diese sind dort nämlich gesetzlich verboten. Die Beschäftigen in England fühlen sich sehr kompetent in ihrem tun.

Ein weiterer Grundpfeiler in der Vermeidung liegt in den Umgangsformen. Soziale Umgangsformen mit Höflichkeit und Freundlichkeit sowie Würde und Respekt sollten von den Mitarbeitern den Patienten entgegengebracht werden. Außerdem sollten auch Patienten auf die sozialen Umgangsformen aufmerksam gemacht werden und ihnen erläutert werden, welche Formen nicht geschätzt werden.

Das Team sollte nach außen hin stets Solidarität zeigen. Gerade in Gewaltsituationen ist es unerlässlich sich auf seine Kollegen verlassen zu können. Es sollte auch versucht werden, Spaltungsprozesse rechtzeitig zu erkennen und diesen entgegenzusteuern. Manchmal ist es sogar sinnvoll Spaltungsprozesse auf Mitarbeiter zu verlagern, die nicht ständig auf Station vertreten sind.

Für neues Pflegepersonal ist eine Verwendung von Gewalteinschätzungsskalen sinnvoll. Diese Checklisten können dem Pflegepersonal helfen Situationen rechtzeitig zu erkennen.

Bei verbalen Drohungen sollte darauf geachtet werden, dass man sich nicht provozieren lässt. Der Standpunkt sollte weiter vertreten bleiben und die Meinung soll konsequent durchgesetzt werden. Ein falscher Umgang wäre, verbal laut auf Drohungen zu reagieren oder gar Zurechtweisungen den Patienten gegenüber zu machen. Besser ist es in diesen Situationen Abläufe zu erklären. Das Verhalten sollte dem Patienten gespiegelt werden. Gerade bei Schizophrenen Patienten ist es sinnvoll, diesen auch die eigenen Gefühle zu spiegeln. Die Methode der Gesprächsführung nach Rogers eignet sich dafür sehr gut (Steinert, 2008, S. 72-81).

6.1 Deeskalation

Es gibt kaum wissenschaftliche Belege für die Wirksamkeit von Deeskalationsmethoden. Daher kann man sagen dass im Gesundheitswesen bislang die wissenschaftliche Grundlage für Deeskalation fehlt. Aus verschiedenen Veröffentlichungen in unterschiedlichen Fachgebieten, wie z.B. die Verhandlungstechniken bei einer Geiselnahme, können Schlüsse über grundlegende Punkte wie Arbeitshaltung, Grundprinzipien und Basisstrategien gezogen werden (Gernot Walter, 2012, S. 150).

Es gibt daher verschiedene Möglichkeiten Konflikte zu vermeiden. Als erstes ist es wichtig, die Grundregeln der Deeskalation zu kennen. Diese umfasst 10 wichtige Regeln.

Zuerst sollte realistisch eingeschätzt werden, ob die Situation ohne Gewalt bewältigt werden kann. Diese Einschätzungen und Entscheidungen werden immer mit Kollegen besprochen. Die Sicherheit unbeteiligter Personen ist dabei zu beachten. Weiter ist das Zeigen von Respekt und Empathie wichtig, so wie auch das Zeigen von Interesse an der Sichtweise des Gegenübers. Deeskalation sollte so früh wie möglich angewendet werden und es sollte versucht werden damit Zeit zu gewinnen. Der Abstand sollte mindestens eine Armlänge betragen. Das Zeigen von Selbstbewusstsein ohne zu provozieren und das Vermeiden von Machtspielen ist in der Deeskalation das wichtigste (Uwe Schirmer, 2012, S. 92).

Bei der Deeskalation sind 3 wichtige Säulen zu beachten.

1. Nicht provozieren lassen, 2. Beziehungen herstellen und 3. Brücken bauen. Dem Patienten sollten immer die Konsequenzen seines Handelns aufgezeigt werden, jedoch ohne diese als Machtanspruch auszudrücken. Mit dem Aufzeigen von Konsequenzen soll dem Patienten lediglich erläutert werden, wie die Vorgehensweisen der Institution sind. Wenn in diesem Fall der Patient das Pflegepersonal anschuldigt ihn zu Erpressung oder Drohungen ihm gegenüber zu äußern, liegt er damit falsch. Erpressung und Drohung verfolgen ein anderes Ziel. Das Aufzeigen von Konsequenzen stimmt mit der gesellschaftlich akzeptierten Rechtsordnung überein.

Wenn es um Deeskalation geht sollte immer die Patienten-Pflegepersonal-Beziehung beachtet werden. Das Pflegepersonal mit der stabilsten Beziehung zum Patienten, sollte die Hauptrolle bei der Deeskalation spielen, somit können oft Übergriffe vermieden werden. Eine wichtige Rolle bei der Beziehungsgestaltung spielt Reden. Durch Reden und somit Ablenkung können Anspannung und Erregung genommen werden. Der Versuch des Brücken Bauens sollte genutzt werden. Damit kann man versuchen dem Patienten zu vermitteln, dass er erhobenen Hauptes aus der Situationen gehen kann und er sich nicht gedemütigt fühlt. Dies kann durch verschiedene Absprachen passieren z.B. eine feste abgesprochene Auszeit oder ein Gespräch mit dem Arzt.

In dieser Situation ist die Körpersprache von wesentlicher Bedeutung. Denn wer erkennbar an unterster Stelle in der Hierarchie steht und ängstlich, unsicher wirkt ist oft die erste Wahl für Gewaltausübung. Aber auch das Gegenteil, wie beispielsweise dominantes und abwehrendes Verhalten, kann Aggressionen auf sich ziehen. Besser sollte man versuchen Selbstsicherheit auszustrahlen ohne Dominanz und Provokation. Die Bewegungen sollten ruhig und gelassen sein. Die nötige Distanz sollte eingehalten werden (Steinert, 2008, S. 82-84).

6.2 Psychosoziale Interventionen bei Deeskalation

Deeskalation sollte systematisch angewendet werden, das heißt, dass Übersichtlichkeit, Eindeutigkeit und Klarheit, diese sind primär und sekundär zu beachten, zu einer guten Gewaltprävention dazugehören. Daher müssen einige

Regeln beachtet werden, welche zu jeder Stations- bzw. Einrichtungskultur gehören sollten.

Entscheidend hierbei ist, dass es nur einen Kommunikator gibt. Dieser muss klar erkennbar sein und sollte auch räumlich dem Patienten am nächsten stehen. Die verbale Kommunikation sollte nur zwischen diesem und dem Patienten ablaufen. Der Kommunikator sollte die Person sein die die beste Beziehung zum Patienten hat. Die Taktgeber während der Desskalierenden Maßnahme sind der Kommunikator zusammen mit dem Patienten und dessen Verhalten, sprich dieser trifft die Entscheidungen und Einschätzungen über das weitere Verfahren. Daran haben sich die anderen Mitarbeiter zu orientieren. Ablösung erfolgt erst wenn der Kommunikator sich mit dem Patienten in einen Konflikt verstrickt oder anders behindert wird z.B. aus Angst. Um eine Ablösung reibungslos durchzuführen sollte in der Einrichtung ein Code oder Zeichen für solche Situationen vorhanden sein. Ein Mitarbeiter sollte währenddessen die Koordination der Umgebung übernehmen. Dieser sollte hinzukommende Mitarbeiter Informieren, sich um Mitpatienten zu kümmern, die Umgebung zu sichern und benötigtes Material vorzubereiten. Hinzukommende Mitarbeiter sollten Ruhe ausstrahlen. Die Mindeststandards und Vorgehensweisen der Einrichtung sollten beachtet werden (Gernot Walter, 2012, S. 159)

6.3 Weitere Interventionen

Kommunikation ist in Krisensituationen das wichtige. Aktives Zuhören und aktives Kontakt suchen stehen daher an erster Stelle. Der Patient sollte immer mit seinen Namen angesprochen werden. Auch auf eine vorerst Erhöhung der Stimme ist zu achten, um die Aufmerksamkeit des Patienten zu erlangen. Der Kontakt sollte nicht abgebrochen werden nur weil der Patient motorisch unruhig ist. Hierbei wird sich der Dynamik des Patienten angepasst, ganz ohne hektische Bewegungen. Das klare Setzen von Grenzen und das Erläutern erlebten Verhaltens sollte mit Hilfe von Ich-Botschaften durchgeführt werden. Der Patient muss sich ernst genommen und in der Situation Verstanden fühlen(Uwe Schirmer, 2012, S. 70-72).

Ein wichtiger Aspekt ist auch die Angstminderung, daher ist es entscheidend eine ruhige Ausstrahlung zu haben. Zu beachten ist, dass bei psychotischen Patienten die Angst nicht direkt angesprochen werden sollte, dies könnte sie noch verstärken.

Dort sollte auf allgemeine Formulierungen geachtet werden wie z.B. Was beunruhigt sie den?

Es sollten immer Fluchtwege beachtet werden für beide Seiten, dies kann den Patienten eine Art Sicherheit geben, dass er die Situation verlassen könnte. Gefühle des Patienten sollten bestätigt und ernst genommen werden, sowie der Patient um Mithilfe gebeten werden. Bei der Kommunikation sollte auf offene Fragen geachtet werden, da dies zum Erzählen einlädt. „, Warum" und „Wieso" sollte in der Fragestellung vermieden werden, da diese oft zur Rechtfertigung einladen (Gernot Walter, 2012, S. 179-186).

7. Möglichkeiten für ein Konfliktmanagement

Es wurden im Laufe der Jahre verschiedene Möglichkeiten entwickelt, um Konflikte zu vermeiden. Es existieren verschiedene Messinstrumente, um Gewalt oder Aggressionen einschätzen zu können. Eine bekannte ist die Broset-Gewalt-Checkliste, siehe Abbildung 1.

Diese dient zum kurzfristigen Einschätzen des Risikos der Gewalttätigkeit von Personen in den nächsten 24 Stunden. Die Checkliste erfasst die sechs Indikatoren, die meist vor einem Gewaltausbruch auftreten. Diese sind Verwirrtheit, Gereiztheit, Empfindlichkeit gegen Lärm, körperliches Drohverhalten, verbale Drohung, Angriffe auf Gegenstände.

Mit dieser Checkliste sollen Verhaltensweisen beleuchtet werden. Jedes Item hat eine kurze Definition und kann mit vorhanden oder nicht vorhanden, beantwortet werden. Dadurch werden ein Punkt bzw. null Punkte vergeben. Wenn die Punkte mehr als zwei Punkte erreichen, besteht ein erhöhtes Risiko für körperliche Gewaltanwendung. Die Einschätzung mit dieser Skala sollte zwei Mal täglich etwa zwei Stunden nach Schichtbeginn durchgeführt werden (Sauer, 2011, S. 645).

7.1 Safewards Modell

Herr Lean Bowers hat mit Kollegen in England das Safewards Modell entwickelt. Das Modell beschreibt Bewältigungsstrategien um Konflikte zu vermeiden. Es werden sechs Faktoren beschrieben, die zur Entstehung von Konflikten beitragen. Siehe Abbildung 2.

Diese sind Patientengemeinschaft, Patientencharakteristika, Rahmen einer Einrichtung, Mitarbeiter, Milieu einer Station, Umwelt außerhalb der Einrichtung. Als Kernaussage in diesem Modell lässt sich sagen, dass Mitarbeiter die Entstehung von herausfordernden Situationen beeinflussen können. Während der Forschungszeit wurden 300 Interventionen erarbeitet, die dafür sorgen sollen, dass die Sicherheit von Patienten und Mitarbeitern gegeben ist. Während der Testphase wurden die 300 Interventionen auf zehn Interventionen, zur Reduzierung von Konflikten, heruntergebrochen. (Malte Husemann, 2014)

Die zehn Interventionen teilen sich auf in:

Klärung gegenseitiger Erwartungen: Oft können Patienten aufgrund von kognitiven Störungen, Erwartungen von anderen, nicht wahrnehmen. Wiederrum kann das Pflegepersonal Wünsche und Erwartungen des Patienten nicht sofort erfassen. Daher sollten zu Beginn der Behandlung Wünsche, Erwartungen, Stationsregeln und Behandlungsziele besprochen werden. Dies kann durch Gesprächsrunden oder Plakate geschehen.

Verständnisvolle Kommunikation: Das Personal sollte professionell in der Gesprächsführung geschult werden.

Deeskalierende Gesprächsführung: hierzu zählen Deeskalationsfortbildungen sowie das Besprechen und Analysieren von Vorfällen.

Wertschätzende Kommunikation: In Übergaben sollten, neben der negativen Symptomatik, auch die positiven Aspekte des Patienten berichtet werden. Negative Situationen sollten genau erläutert werden, um die Entstehung der Konflikte zu verstehen.

Unterstützung bei unerfreulichen Nachrichten: Wenn unerfreuliche Nachrichten überbracht werden müssen, wie z.B. die Verlängerung der Unterbringung, sollte auf ein ruhige Atmosphäre geachtet werden. Wertschätzende Kommunikation und aktives Zuhören sollten währenddessen berücksichtig werden.

Gegenseitiges Kennen und Kennenlernen: Zeiträume, in denen Patientenkontakte möglich sind, sollten effektiv genutzt werden. Es sollte sich Zeit genommen werden, Patienten kennen zu lernen und mehr über Hintergründe zu erfahren. Dadurch wird die Beziehungsgestaltung gestärkt und geformt, welche in Krisensituationen einen leichteren Zugang zum Patienten liefert. Daher sollten auch Mitarbeiter, in geeigneter Form, Informationen über sich Preis geben, beispielsweise. wie lange sie schon in der Einrichtung arbeiten.

Gegenseitiges Unterstützen fördern: Durch freiwillige Gruppenangebote sollen die soziale Gemeinschaft untereinander gefördert werden.

Beruhigende Intervention: Bevor zu sedierenden Medikamenten gegriffen wird, sollten dem Patienten Skills zur Beruhigung angeboten werden. Dies können unter anderem entspannende Musik, Ohrstöpsel oder Stressbälle sein. Eine Möglichkeit besteht aber auch in Fernsehen, Malen oder ein Bad nehmen.

Beruhigen und Sicherheit bieten: Da Konflikte auf Station, Unsicherheiten bei den anderen Patienten verursachen könnten sollten die Situationen offen kommuniziert werden. Dies kann Ängste nehmen und Sicherheit bieten.

Entlass Nachricht: Auf Postkarten oder kleinen Zetteln sollen Patienten ihre Erfahrungen vom Aufenthalt notieren, welche offen auf Station aufgehängt werden. Dies kann neu aufgenommen Patienten Ängste nehmen.

Außer dieser zehn Interventionen gibt es noch viele weitere Möglichkeiten wie z.B. Patientenwünsche und Ärgernisse zu notieren, gemeinsame Regeln für Ordnung und Sauberkeit auf Station erstellen oder Informationsgruppen über Medikamente liefern. Das bisher gesammelte Material zum Safewards-Modell steht im Internet frei zur Verfügung. Eine Zusammenfassung siehe Abbildung 2 (Malte Husemann, 2014).

7.2 Arbeitsmodell nach Bowers

Um die Perspektive der psychiatrischen Pflege zu beschreiben entwickelte Bowers dieses theoretische Rahmenkonzept. Es beschreibt drei Faktoren, welche sich an den Mitarbeiterkompetenzen zusammensetzt. Diese Kompetenz sei unerlässlich für die Reduktion von Konflikten und Zwangsmaßnahmen auf psychiatrischen Stationen. Die Faktoren setzen sich aus einer positiven Einstellung gegenüber des Patienten zusammen. Dies bedeutet, dass eine positive Grundhaltung und Verständnis für schwierige Patienten vorhanden sein soll. Die Kontrolle und das Bewusstwerden von Gefühlen, besonders von Angst und Ärger sollten vorhanden sein. Als letzter wichtiger Faktor wird die wirksame Struktur in Bezug auf Regeln und Abläufe beschrieben. Diese umfasst einige Punkte, unter anderem die Fertigkeit der Teamarbeit, die Unterstützung der Institution, die Eindeutigkeit von Stationsregeln und das frühzeitige Erkennen der benötigten Interventionen (Gernot Walter, 2012, S. 150).

7.3 Bauliche Maßnahmen

Bei baulichen Maßnahmen muss immer ein Kompromiss geschaffen werden. Die farbliche Gestaltung sollte warme Töne beinhalten und nicht zu einseitig sein. Es sollten Raucherräume und Aufenthaltsräume für nicht Raucher strikt getrennt werden. Einer Verwahrung von Wertgegenständen durch den Patienten selbst sollte gewährleistet sein, welche absperrbar zu sein sind (Gernot Walter, 2012, S. 258-262).

7.4 Personelle Ressourcen

Die aufgezählten Interventionen stellen einen komplexen Handlungsablauf dar. Dafür werden verschiedene Kompetenzen benötigt, diese müssen erlernt und gepflegt werden.

Diese Kompetenzen sind unter anderen die Fähigkeit zur Selbstwahrnehmung, aber auch die Fähigkeit, die Umgebung richtig wahrzunehmen und diese Wahrnehmungen korrekt zu beurteilen. Einfluss- und Risikofaktoren zu steuern und Ideen über die Entstehung der Aggressionen zu haben. Weiter sollten psychomotorische Fähigkeiten vorhanden sein, um den Körper einzusetzen. Wichtig ist es, dass das Personal die Wirkung von Medikamenten auf aggressive Verhaltensweisen kennt und diese beurteilen kann. Auf keinen Fall sollte die Fähigkeit fehlen, spezifische psychotherapeutische Interventionen durchführen zu können (Gernot Walter, 2012, S. 146).

7.5 Ziele und Mitarbeiterverhalten in Bezug auf das 9-Phasen-Modell

Für das 9-Phasen-Modell wurde das Mitarbeiterverhalten genau benannt sowie Ziele für die einzelnen Phasen benannt.

Bei der Phase Ox sollte der Mitarbeiter den Patienten willkommen heißen und kennenlernen. Ziele in dieser Phase sind dem Patienten ein Sicherheitsgefühl zu vermitteln und seine normale Verhaltensweise kennenzulernen. Dafür sollte der Mitarbeiter die Fertigkeit des aktiven Zuhörens und der Gesprächsführung mit sich bringen.

Die Phase 1 verfolgt die Ziele, dass die emotionale Verfassung des Patienten eingeschätzt werden kann, die Angst reduziert wird und Probleme gelöst werden. In dieser Phase sollte der Mitarbeiter den Patienten beruhigen. Ebenfalls ist die Fähigkeit des aktiven Zuhörens und Geduld erforderlich.

In der nächsten Phase besteht die Mitarbeiterreaktion bereits aus Beruhigung und Deeskalation. Die Verhinderung weiterer Eskalationen und Vorbeugung von Gewalt stehen im Vordergrund. Der Mitarbeiter sollte Kenntnisse über die Notfallabläufe der Einrichtung haben.

Für die Phase 3, der Krisenphase, ist weiterhin die Deeskalation im Vordergrund. In dieser Phase muss der Mitarbeiter aber in der Lage sein klare Entscheidungen zu treffen und eine eventuelle Zwangsmaßnahme einzuleiten.

Da in der Phase 4 die Eskalation meist soweit vorgeschritten ist, dass es zu einem Übergriff kommt, ist dort das Ziel die Sicherheit aller Beteiligten zu gewährleisten. Der Mitarbeiter sollte über körperliche Kontrolle und Selbstschutz verfügen.

Ab dieser Phase ist die Risikoeinschätzung notwendig, welche auch in der Phase 5 weiter ausgeführt werden sollte. In dieser Phase ist es das Ziel wieder die Kontrolle über die Situation zu erlangen. Hier sollte die Überwachung und Begleitung des angespannten Patienten dem Mitarbeiter bekannt sein.

Nach der Eskalation und in der absteigenden Phase 6 sollte das Ziel sein werden zu reflektieren, wie es zu der Situation kam. Gegeben falls können Sanktionen durchgeführt werden.

In der Auflösungsphase (Phase 7) sind die Gefühle des Patienten oft Reue und Ärger. Der Mitarbeiter sollte den Patienten begleiten und bei der Verarbeitung der Geschehnisse helfen. Ziel hierbei ist der sichere Wiedereinstieg in die Gemeinschaft.

Die Phase 0x+1 zielt wieder darauf ab, dass der Mitarbeiter im Kontakt mit dem Patienten bleibt (Gernot Walter, 2012, S. 161-177).

8. Zusammenfassung

In der Literatur findet man immer dieselben grundlegenden Information um Konflikte und Aggressionen zu vermeiden. Daher ist der Schlüssel zur optimal durchgeführten Deeskalation das Mitarbeiterverhalten. Dabei müssen die Mitarbeiter wichtige Ressourcen und Kompetenzen aufweisen, wie zum Beispiel Selbstwahrnehmung, Selbstkontrolle und Situationseinschätzung.

Der professionelle Umgang mit dem Patientenklientel muss den Mitarbeitern geläufig sein. Das heißt, dass theoretisches Wissen über die verschiedenen Diagnosen auf den Stationen vorhanden sein muss. Im professionellen Umgang mit aggressiven Verhalten ist nicht nur die Überlegung, was getan werden kann, sondern auch was das Ziel hierbei ist von besonderer Notwendigkeit.

Beides sollte jedes Mal begründet werden. Nicht nur die theoretischen Aspekte müssen geschult werden, sondern auch mit Hilfe von Rollenspielen mögliche Situationen geübt werden. Die Deeskalation umfasst mehr wie theoretisches Wissen. Regelmäßige Schulungen schaffen eine höhere Selbstwahrnehmung. Das Einführen von Risikoeinschätzungsskalen und Bögen zur Erfassung von aggressiven Verhalten oder Übergriffen ist sinnvoll. Es muss darauf geachtet werden, dass nach jeder aggressiven Auseinandersetzung wieder eine therapeutisch geprägte Arbeitsbeziehung entsteht.

9. Fazit

Es ist wichtig dass auf psychiatrischen Stationen mit schwierigen Patientenklientel alle Mitarbeiter auf demselben Wissensstand sind. Das Theoretische Wissen zur Entstehung von Aggressionen und Aggressionsarten aber auch die möglichen Interventionen sollten regelmäßig und konsequent geschult werden. Dies sollte mindestens einmal jährlich durchgeführt werden.

Die kontinuierliche Schulung von Personal erhöht das Selbstwertgefühl. Diese These lässt sich leicht begründen indem man andere Länder vergleicht. Dort lässt sich erkennen, dass konsequente Schulungen von Personal positive Effekte auf die Arbeit erzielen. Dadurch kann der Einsatz von Zwangsmaßnahmen deutlich verringert werden. Diese Maßnahmen sollten auch in Deutschland angestrebt werden.

Daher ist es von großer Notwendigkeit, einen Standard für Interventionen und die Durchführung von Deeskalationen zu erstellen. Nach dieses sollten die Mitarbeiter geschult werden. Im Standard sollten alle relevanten Punkte genannt werden. Außerdem sollten alle Mitarbeiter der Klinik geschult werden. Dadurch wären sofort alle damit vertraut und es gebe bei Aushilfssituationen oder ähnlichem keine Missverständnisse.

Weiter wurde festgestellt, dass eine Konsequente Durchführung von Regeln das Auftreten von Konflikten verringert, sowie das Beachten von Grundlagen der Deeskalation. Dies kann aus eigener Erfahrung berichtet werden, dass wenn im Team Uneinigkeit über Regeln herrscht es häufiger zu Eskalationen kommt. Die Überarbeitung von Regeln sollte regelmäßig stattfinden sowie ihre Sinnhaftigkeit überprüft werden.

Eine Einführung von Risikoeinschätzungen von Patienten wird ebenfalls befürwortet. Mit diesen Skalen können neue Mitarbeiter geschult und eventuelle Eskalationen auch von diesen baldmöglichst erkannt werden. Diese Skalen liefern außerdem Aussagen darüber wie es zu dem aggressiven Verhalten kam. Dadurch kann eine Auswertung der Situation im Nachhinein besser erfolgen und Ziele zur Vermeidung erarbeitet werden.

Die Einschätzung und Kommunikation mit dem Patienten ist eine wichtige Methode zur Vermeidung von Aggressionen, dies kann gut durch die Bezugspflege ausgeführt werden. Als Möglichkeiten dafür können auch die Pflegevisite und die Biographie Arbeit verwendet werden. Oft können Patienten gut benennen welche Strategien bei ihm in Notfallsituationen helfen. Diese Informationen sollten nicht verloren gehen und nicht außer Acht gelassen werden. Diese geplanten Interventionen können in die Pflegeplanung übernommen werden.

Auch die Dienstübergaben spielen eine wichtige Rolle. Neue Erkenntnisse über Charakterzüge und Eigenschaften von Patienten sollten im Team mitgeteilt werden. Dabei ist aber zu beachten, dass nicht nur die negativen Eigenschaften kommuniziert werden, sondern auch die positiven. Dies ist Notwendig um einen objektiven Blick auf den Patienten zu behalten, es könnte sonst schnell passieren das persönliche Meinungen in den Patienten hineininterpretiert werden. Dies führt dann im weiteren Verlauf zu Beobachtungsfehler. Die Dienstübergabe sollte auf Multiprofessioneller Ebene geschehen.

Als positiv und individuell anwendbar erschien das Safwards-Modell. Dieses liefert gute Grundlagen für Interventionen, die für jede Station nach ihren Bedürfnissen angepasst werden kann. Die Erfinder stellen ihre Unterlagen im Internet, zur freien Verfügung, bereit. Diese sollten zur Entwicklung der eigenen Interventionen und Handhabungen benutzt werden. Damit könnte man auch einen Klinikstandard erstellen, der auf verschiedene Fachbereiche angepasst werden kann.

Klar herausgestellt hat sich, dass mit den aufgeführten Interventionen und Strategien Konflikte und Aggressionen zwar nicht vermieden werden können, aber deutlich reduziert.

10. Literaturverzeichnis

A. Dröber, U. V. (2004). *Lexikon Pflege.* Springer.

Bundesamt für Statistik. (2015). Abgerufen am 08. Mai 2017 von https://www.destatis.de/DE/ZahlenFakten/GesellschaftStaat/Gesundheit/Kr ankenhaeuser/Tabellen/KrankenhaeuserFA.html

Gernot Walter, J. N. (2012). *Aggression und Aggressionsmanagment.* Huber.

Hilde Schädle-Deininger, U. V. (1997). *Praktische Psychiatrische Pflege.* Psychiatrie Verlag.

Malte Husemann, M. S. (2014). *Konflikte lindern – Partizipation ermöglichen.* Abgerufen am 30. 06 2017 von https://www.thieme-connect.com/products/ejournals/html/10.1055/s-0034-1384781

Martin Zinkler, K. L. (2016). *Prävention von Zwangsmaßnahmen* . Psychiatrie Verlag.

Rupp, M. (2012). *Psychiatrische Kriesenintervention.* Psychiatrie Verlag.

Sauer, D. (2011). *Lehrbuch psychiatrische Pflege.* Huber.

Schädle-Deininger, H. (2010). *Fachpflge Psychiatrie.* Mabuse-Verlag.

Steinert, T. (2008). *Umgang mit Gewalt in der Psychiatrie.* Psychiatrie Verlag.

Uwe Schirmer, M. M. (2012). *Prävention von Aggression und Gewalt in der Pflege.* Schlütersche.

11. Darstellungsverzeichnis:

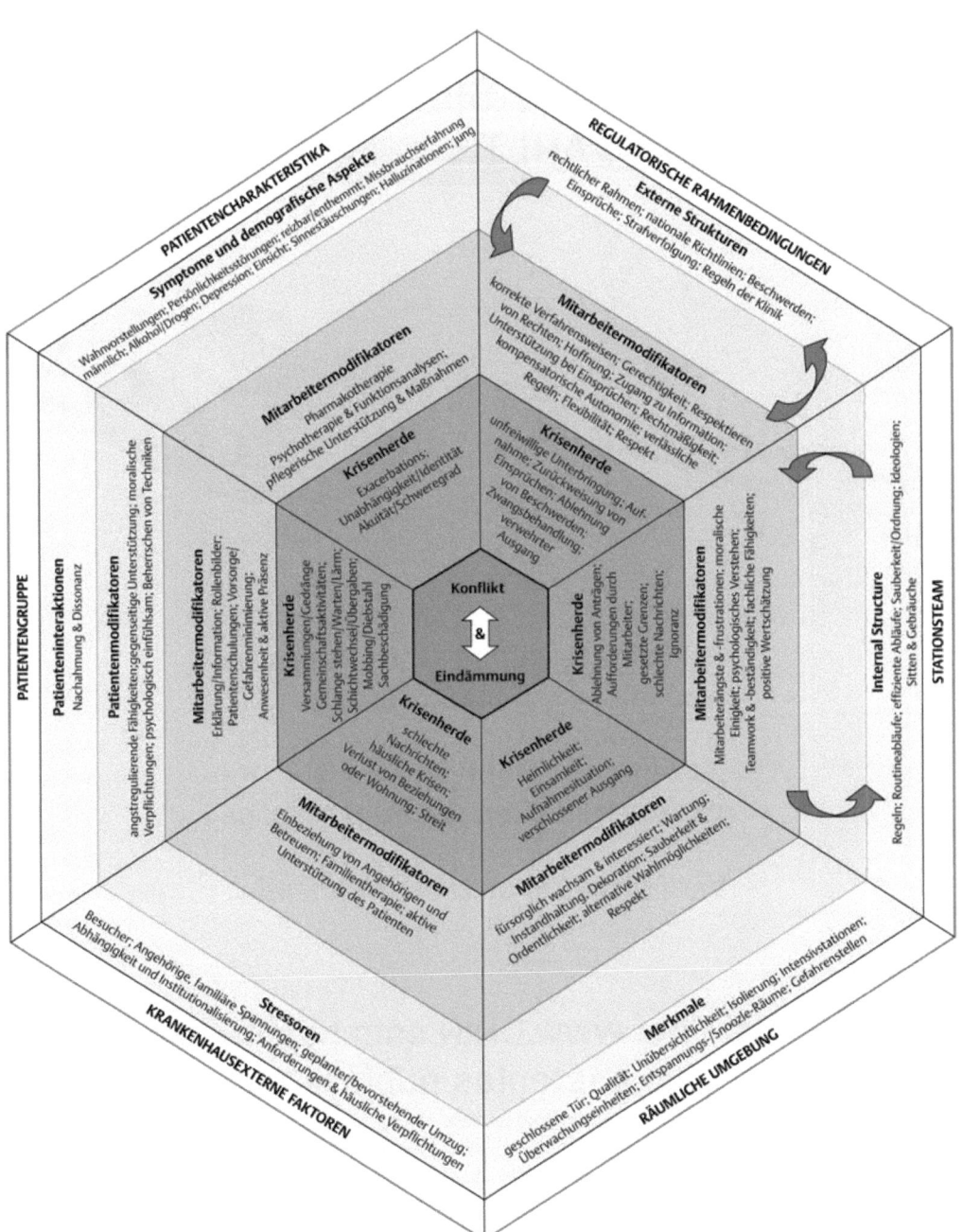

Abbildung 1: Safewards-Modell

BEI GRIN MACHT SICH IHR WISSEN BEZAHLT

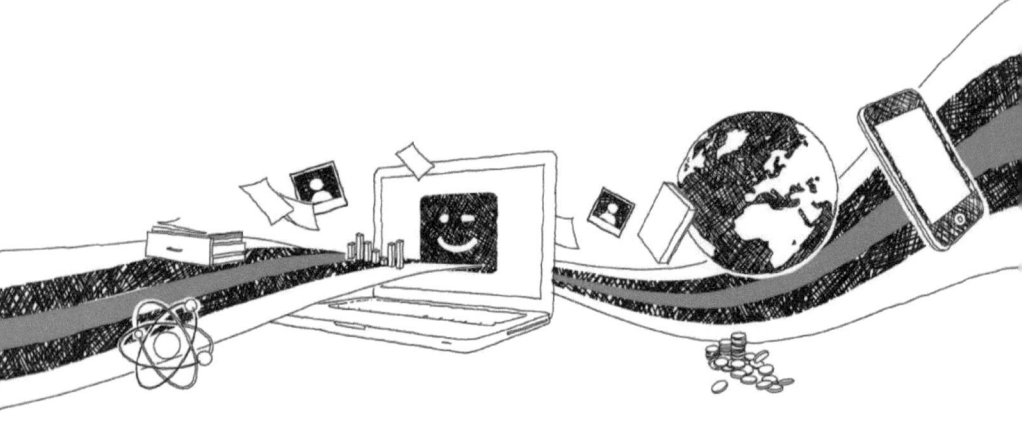

- Wir veröffentlichen Ihre Hausarbeit,
  Bachelor- und Masterarbeit

- Ihr eigenes eBook und Buch -
  weltweit in allen wichtigen Shops

- Verdienen Sie an jedem Verkauf

Jetzt bei www.GRIN.com hochladen und kostenlos publizieren

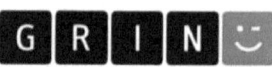